CONTENTS

I 基本手技

1. 麻酔 ……… 2
1）局所麻酔薬／2）麻酔の種類

2. 切開・剥離 ……… 3
1）切開で使用するメス刃／2）メスの持ち方／3）切開時の注意／4）切開の手順　歯頸線切開／
5）使用する剥離子／6）全層弁の形成／7）全層弁形成のための剥離の手順／8）部分層弁の形成

3. 縫合 ……… 6
1）縫合針／2）縫合糸／3）持針器／4）持針器の持ち方／5）鑷子（ピンセット）／6）剪刀（ハサミ）／
7）縫合の基本手技／8）結紮法／9）手縫い縫合の結び方／10）結紮の手順　器械縫合による外科結び

4. 止血 ……… 11
1）局所止血材の種類／2）永久的止血法の種類／3）歯科用電気メスによる止血操作／
4）レーザーによる止血操作

II 症例

症例1　③ 埋伏犬歯開窓手術（矯正治療中） ……… 12
　　　　　―切開・剥離の手順と手技―

症例2　① 抜歯即時インプラント埋入，GBR ……… 12
　　　　　―切開・剥離の手順と手技―

症例3　③－⑤ 欠損インプラント埋入，GBR ……… 13
　　　　　―切開・剥離の手順と手技―

症例4　④⑤ 抜歯即時インプラント埋入 ……… 13
　　　　　―切開・剥離〜縫合の手順と手技―

症例5　⑦ 抜歯即時インプラント埋入 ……… 14
　　　　　―切開・剥離〜縫合の手順と手技―

症例6　⑤－③ 欠損インプラント埋入，GBR ……… 14
　　　　　―切開・剥離の手順と手技―

症例7　⑧ 埋伏智歯抜歯 ……… 15
　　　　　―切開・剥離〜縫合の手順と手技―

症例8　① インプラント埋入・GBR 後の二次手術 ……… 15
　　　　　―切開・剥離〜縫合の手順と手技―

<編集協力>
日本歯科大学附属病院口腔外科
　　石垣佳希　荘司洋文　吉田和正　金子允子　松田博之

<アニメーション>　　　　　　　　　　　<イラスト>
3D人体動画制作センター　佐藤眞一　　水野由紀
http://3d-humanbody.com

I 基本手技

1 麻　酔

　麻酔は，外科手術において患者の苦痛軽減にもっとも重要である．浸潤麻酔，あるいは伝達麻酔が確実に奏効すれば，円滑な手術を進めることができる．

1）局所麻酔薬

　一般的に歯科用キシロカイン®カートリッジ（図1上）およびオーラ®注カートリッジ（図1下）が用いられている．

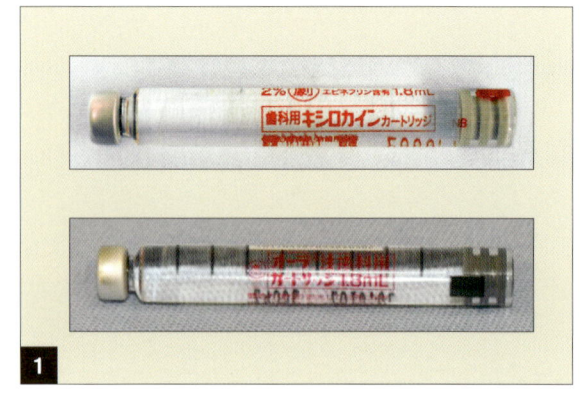

2）麻酔の種類

①**表面麻酔**：粘膜に麻酔薬を塗布したり，スプレーで噴霧するもので，麻酔針を刺す前に粘膜表面の感覚を麻痺させ，痛みを生じさせないようにする．

②**浸潤麻酔**：粘膜下や骨膜下の注入部位に麻酔薬を浸潤させることで，手術部位の感覚を麻痺させる．歯科でもっとも多く用いられる．

③**伝達麻酔**：手術野より離れた神経孔やその周囲に注射し，神経伝達路を麻酔薬で遮断することで，その神経の支配領域の感覚を麻痺させる．なお，伝達麻酔には以下のようなものがある（図2〜7）．

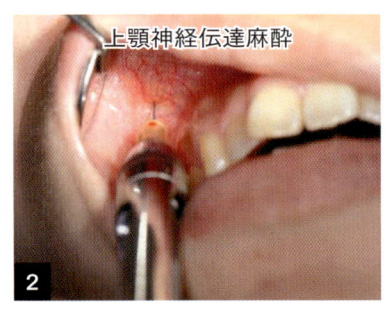
上顎神経伝達麻酔

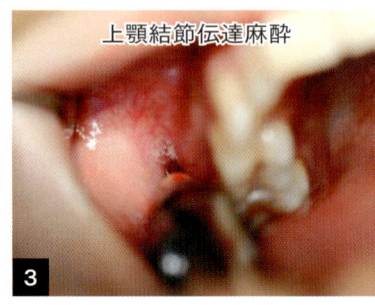
上顎結節伝達麻酔

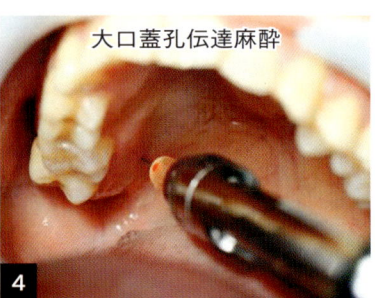
大口蓋孔伝達麻酔

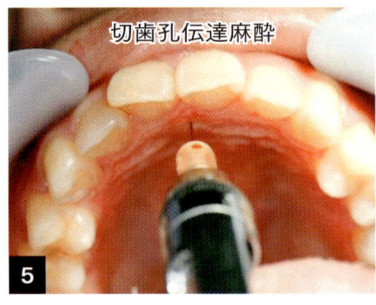
切歯孔伝達麻酔

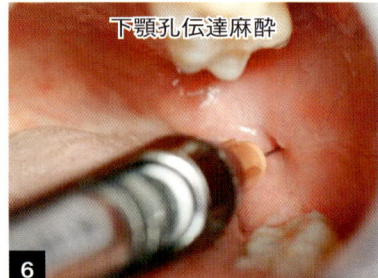
下顎孔伝達麻酔

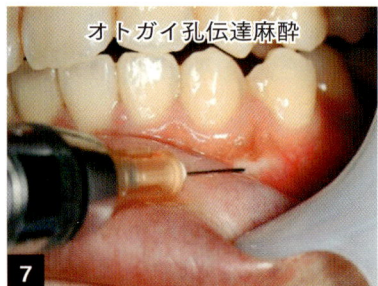
オトガイ孔伝達麻酔

2　切　開・剥　離

　適切な切開・剥離は，手術を円滑に進めるうえで重要であり，予後についても左右する．骨を対象とする手術でのポイントは，シャープに骨膜を貫き，骨に達する切開を施すことと，歯肉粘膜骨膜を全層弁で剥離することである．

1）切開で使用するメス刃

　メス（図8）は切開する部位によって使い分けるが，歯科口腔外科の小手術ではNo.11の先刃刀，No.12の弯刃刀，No.15の円刃刀，No.15Cが用いられる（図9）．そのなかでもNo.15の円刃刀がもっともよく使われる．これは，骨膜まで達する粘膜の切開や皮膚の切開において，直線的にも曲線的にも切開が行いやすいためである．

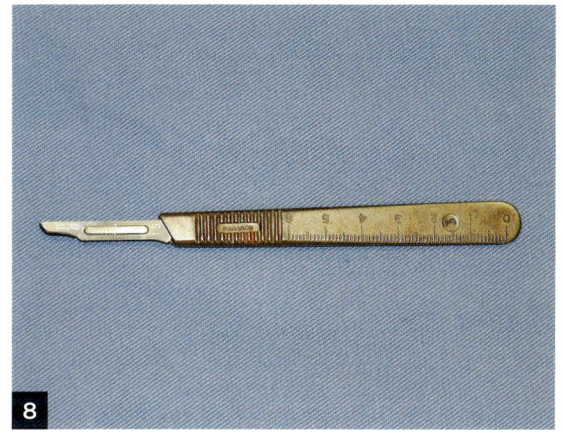

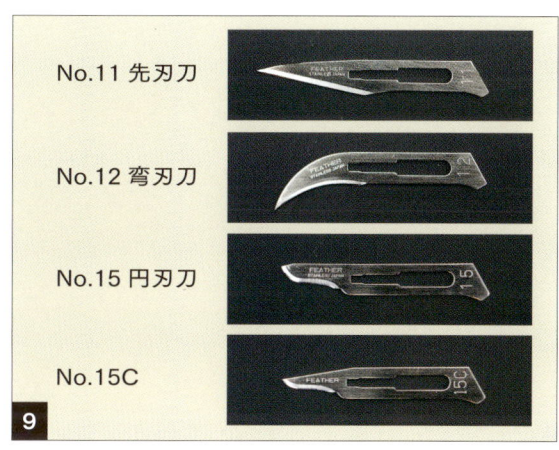

2）メスの持ち方

　一般的には，執筆するスタイルで持つ執筆把持法（図10）が用いられる．皮膚切開など大きな切開を行う場合は胡弓把持法（図11）が用いられる．

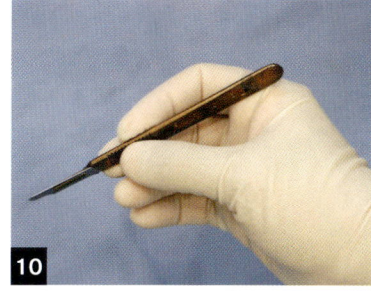

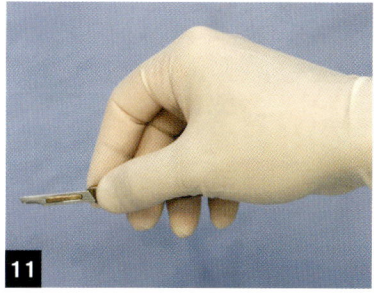

3）切開時の注意

・歯肉切開は歯槽頂に設定する．
・下顎の切開では，臼後三角では舌神経，顔面静脈の分枝の損傷に注意する．
・小臼歯歯肉移行部ではオトガイ孔の損傷に注意する．

4）切開の手順　歯頸線切開

① $\overline{7|}$ 歯頸部に沿って歯周組織をメスで押し当てるようにゆっくりと切離する．起始部は頰側歯肉中央部とし（図12），終末部は舌側歯肉中央部とする（図13）．

② メスの刃先や峰の尖端で切開を繰り返すと切開不十分な歯周靱帯の切離が可能になる（図14）．

③ $\overline{4|}$ についても同様に切開を行う（図15）．

④ 歯槽部の切開は，歯槽頂に沿ってゆっくりとメスを進めていく（図16）．メスを歯頸部の位置で垂直に当て，骨膜を貫いて骨に達する切開を加えて，歯槽頂縁上に45°に倒し，そのまま引いていくと，より確実に行うことができる（図17）．

⑤ 終末部ではメスを歯頸部の位置で斜めに倒しながらメスの先端が $\overline{4|}$ の歯頸部に接する位置で切開を終了する（図18,19）．

⑥ 同様に歯槽頂においても，メスの刃先や峰の尖端で補助的な切開を施せば，骨膜の切離が確実になる（図20）．

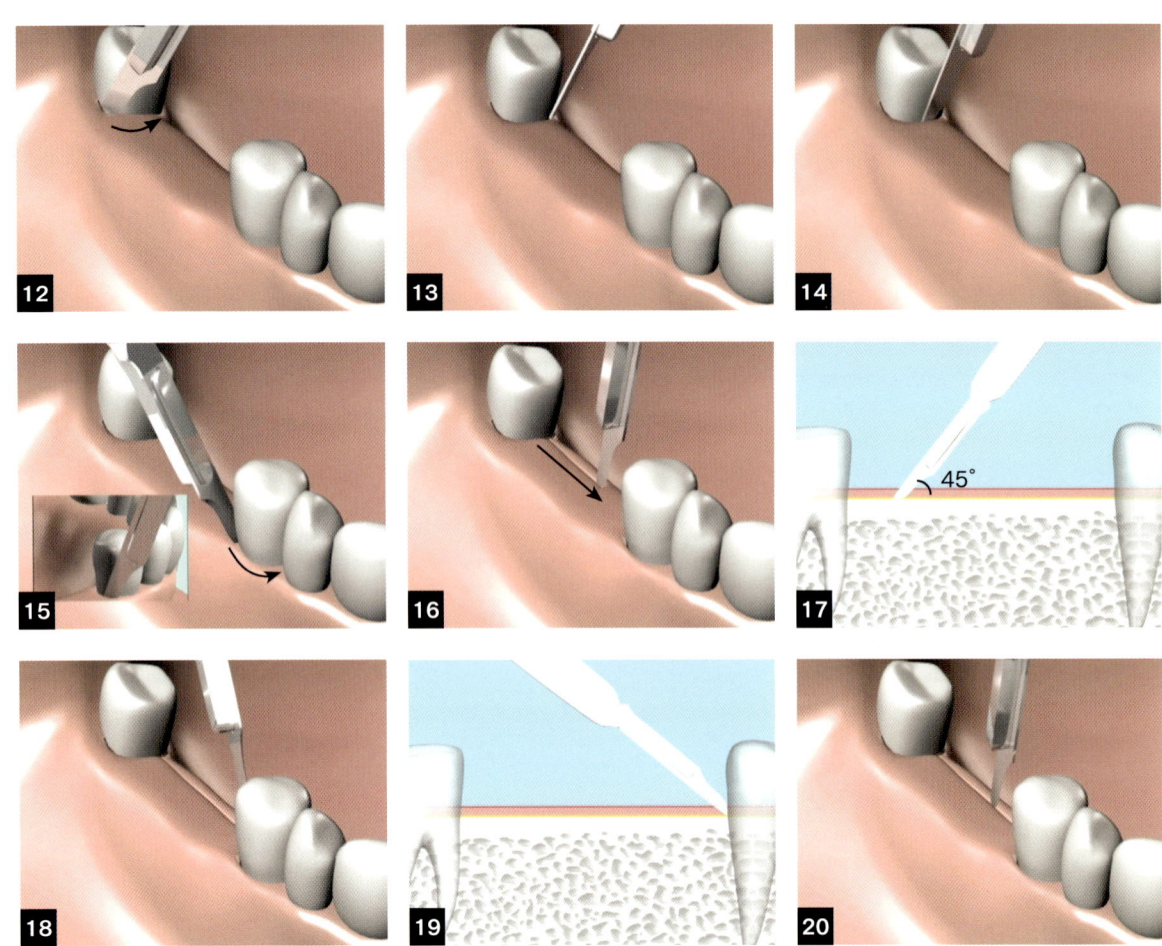

I 基本手技

5）使用する剥離子

剥離は，骨膜起子（図21上）あるいは骨膜剥離子（図21中）を上手に使い分けて的確に行い，その際，切開が骨に達しているかを確認する．
①骨膜起子：はじめに鈍円な先端を骨膜弁を損傷しないように切創部に軽く挿入し，ゆっくりと進めていく．
②骨膜剥離子：骨膜起子で剥離した部分に挿入し，鋭利な先端を深い位置に進め，剥離翻転していく．
③粘膜剥離子：粘膜下組織と結合組織を分けたり，骨膜だけを残す部分層弁の形成に用いる（図21下）．

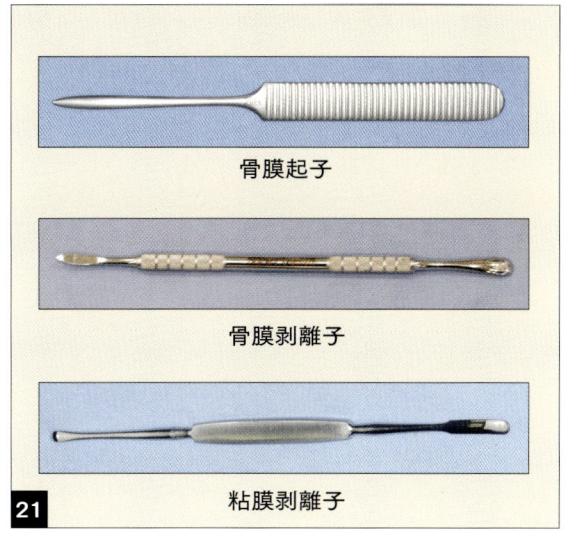

21

6）全層弁の形成

歯肉骨膜ごと骨膜弁を形成する全層弁（図22，23）は，骨を対象とするインプラントや骨造成あるいは埋伏歯の摘出を行う場合の必須手技となる．

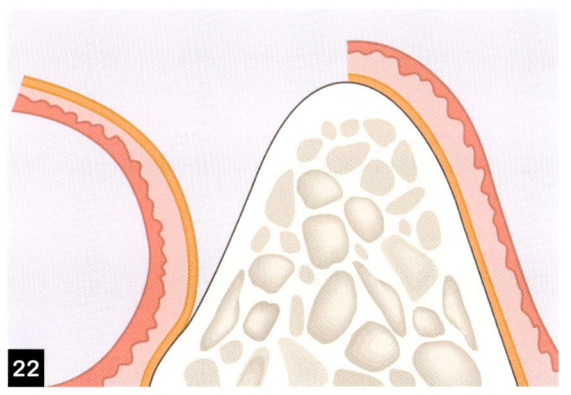

22

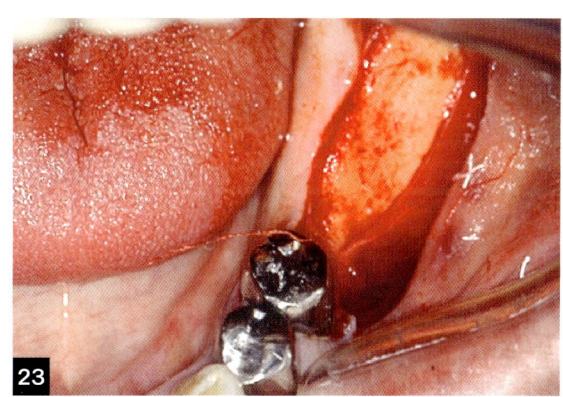

23

7）全層弁形成のための剥離の手順

①まず歯槽頂縁と歯頸部断端にていねいに剥離子を挿入し（図24），歯槽頂辺縁の浅い位置に沿って前方に進めていく．
②浅い位置の剥離が終了したら，再度断端部に剥離子を戻して，つぎに深い位置まで剥離子を挿入し（図25），歯肉骨膜を全層で剥離翻転し，弁を形成する（図26）．

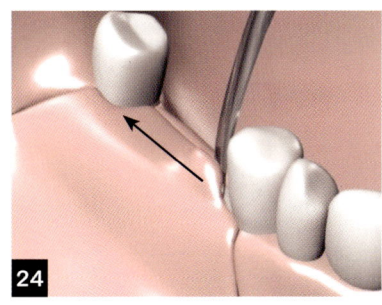

24

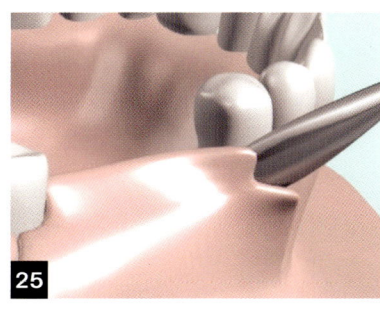

25

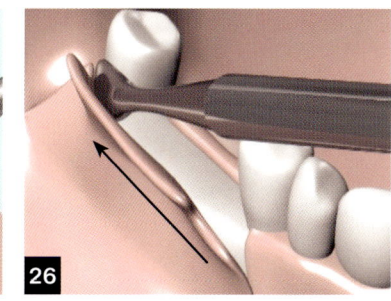

26

8）部分層弁の形成

　骨膜を一層残す部分層弁（図27，28）は，歯肉粘膜移動術や口腔前庭拡張術など軟組織のみを剥離して行う手術に用いられる．鈍的に剥離するときには粘膜剥離子やツッペルで創面と結合組織を分け隔てるように押し当てながら粘膜組織を剥離する．

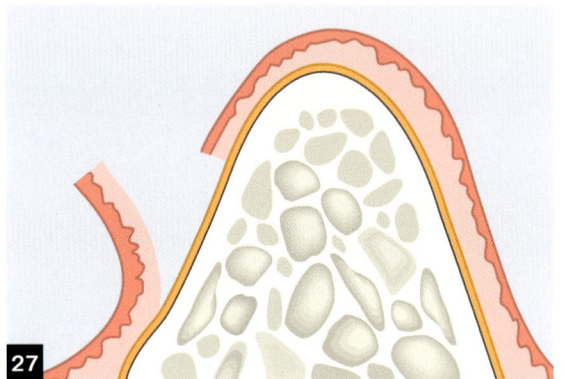

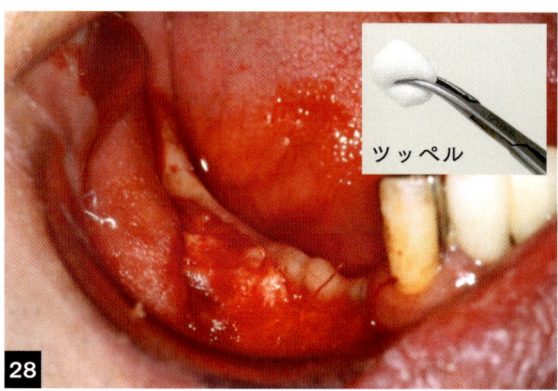

3　縫　合

　粘膜弁や骨膜弁を縫合するには，いずれの場合も作成された弁形状や性状によって縫合が異なるため，状態に応じて針や糸を選択する必要がある．また，手術部位によって持針器の種類，縫合針，糸，あるいは糸付き針かなど，縫合の方法が変わってくる．

1）縫合針

　針の刺入は，弯曲が少ない弱弯針（図29上）が通しやすく，使いやすい．最近では器械縫合で行うことが多くなったため，糸付き針がよく用いられる．歯頸線切開の場合には，唇・頰舌的に針を貫通させて縫合するため，直針（図29下）が用いられる．

　薄い粘膜や脆弱な場合は丸針（図30上）が適し，硬くて厚い歯肉粘膜には貫通しやすい角針（図30下）が便利である．

　一般的に糸を付ける部分は普通孔（図31上）と弾機孔（図31下）がある．脆弱な弁を縫合する場合，弾機孔では創を断裂させる危険があるので普通孔を使う．

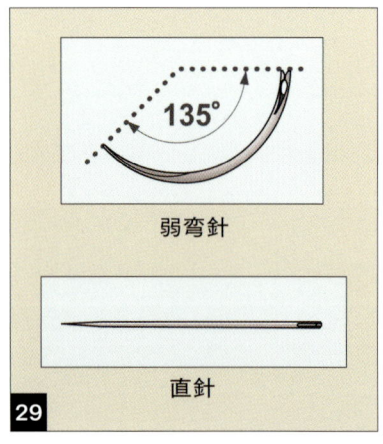

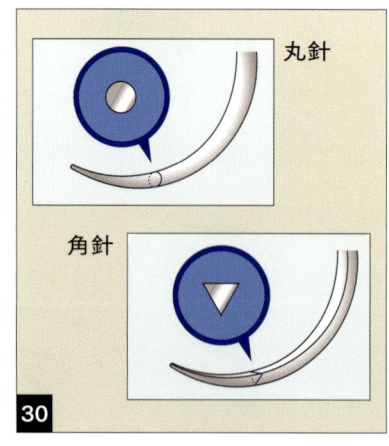

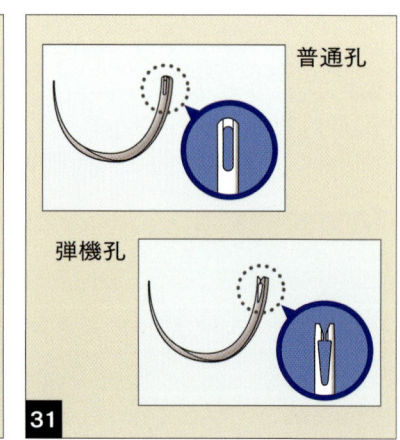

2）縫合糸

　縫合糸は非吸収性と吸収性に分けられ，非吸収性には絹糸（図32, 33）とナイロン糸（図32, 33）がある．絹糸は操作性がよく，結びやすくほどけにくい．ただし，糸に滲出液を吸収しやすく，また食渣も付着しやすい．ナイロン糸は弾力性に富むが，結びにくい．結び目がほどけやすいが，食渣が付着しにくい．また細菌が繁殖しにくい．吸収糸はポリグリコール酸縫合糸（図34）が多く用いられ，吸収までに2〜3か月の期間を要する．

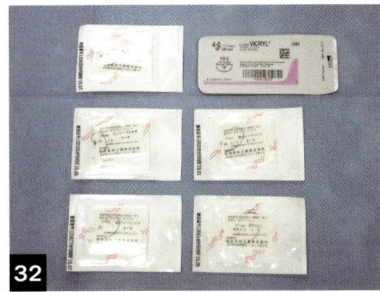 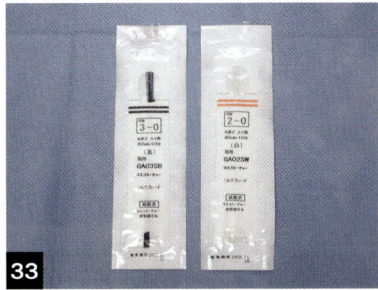 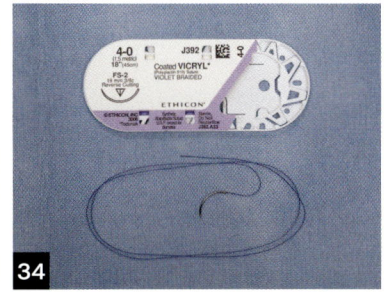

3）持針器

　器械縫合では一般的にヘガール型（図35）が用いられる．マチュー型（図36）は手縫いの場合でよく用いられる．術野が狭い口腔内で使用するため，コンパクトで使い勝手のよいものがよい．

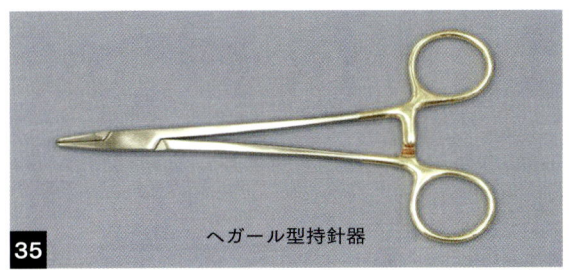 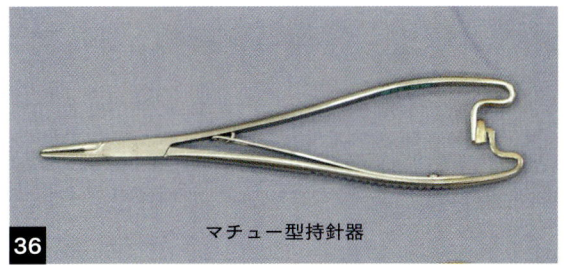

35　ヘガール型持針器　　　36　マチュー型持針器

4）持針器の持ち方

①指把持法（図37, 38）
　指輪に拇指と薬指を入れて持針器の脚部に示指を当てる．利点は握りの固定がよいこと．欠点は持針器と手が一体化し融通がききにくい．

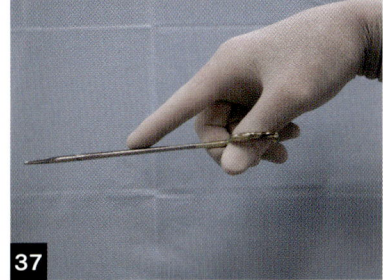 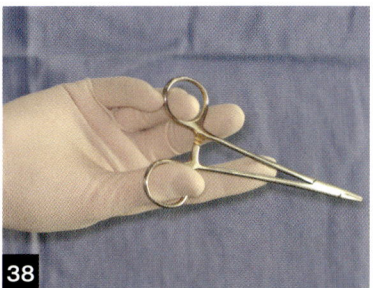

②掌把持法（図39, 40）
　指輪に指を挿入しないで，掌で抱かれた形で握る．握りに余裕がある．自由度が高いため，針を通すときに融通がきく．

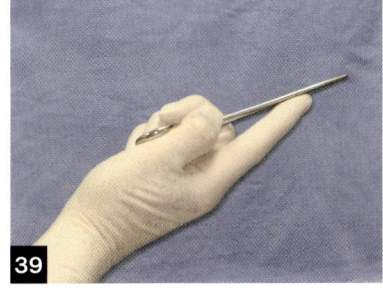 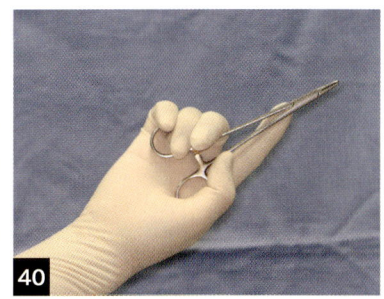

5）鑷子（ピンセット）

　縫合を行う際，軟組織や針などを把持するときに使用する．歯肉，口腔粘膜の縫合にはマッカンドー型鑷子（ピンセット，図41，42）と，より小型のアドソン型鑷子（ピンセット，図41，42）が用いられる．尖端の形態が鉤のある（有鉤，図43右）ものと鉤のない（無鉤，図43左）ものがある．有鉤鑷子（ピンセット）は確実に軟組織を把持できるが，把持した際，軟組織に小さいが刺し傷をつくるため，脆弱な軟組織を把持するときは適さない．通常，口腔内縫合ではマッカンドー型有鉤鑷子が便利であるが，粘膜移植や繊細な歯周外科手術に際しての縫合などにはアドソン型鑷子が使いやすい．また，脆弱な組織を把持する際には無鉤鑷子が適している．

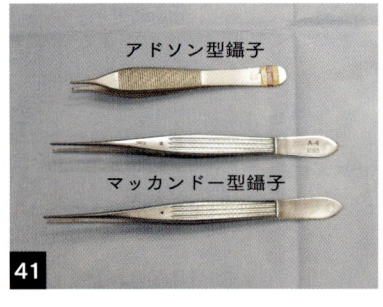 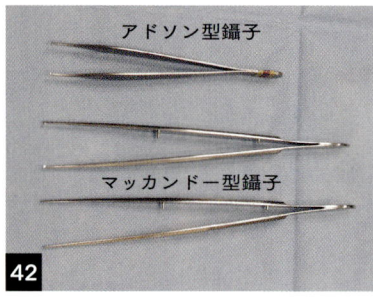 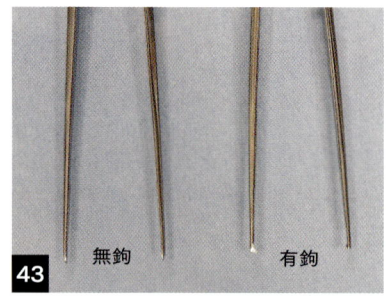

6）剪刀（ハサミ）

　口腔内に用いられる剪刀（ハサミ）は多くの場合，歯肉剪刀（図44），形成剪刀（図44），メイヨー剪刀（図45）などが用いられている．形成剪刀は細かく繊細な口腔内手術に適しており，歯肉剪刀に次いで使用頻度が高い．形成剪刀，メイヨー剪刀は刃が薄く尖端が丸くなっているため，粘膜下を鈍的に剥離して切開するときなどに使用しやすく，剥離剪刀ともよばれる．これら組織切開用の剪刀で縫合糸などを切ると刃先が摩耗するため，使用は避ける．縫合糸を切るときは雑剪刀やクーパー剪刀（図46）が用いられる．また，剪刀はすべて右手用につくられている．つかみ方は，拇指と薬指を柄の孔に挿入し，示指を伸ばして刃の上に把持する（図46）．

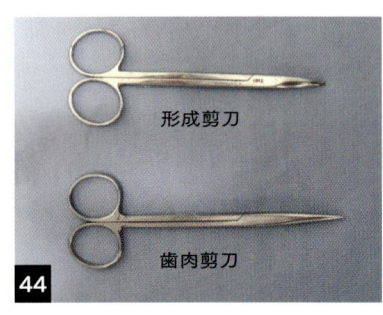 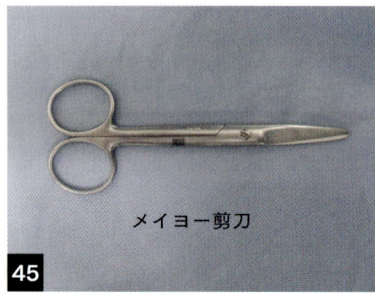 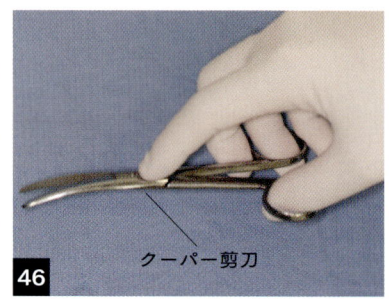

7）縫合の基本手技

　針の刺入は遊離弁から固定弁へ向かって刺入することが基本である．創縁から近いと粘膜が断裂するので，2～3mm離した位置から刺入し，遊離弁に針を通した後，固定弁に貫通させる．縫合には次頁のような方法がある（図47～52）．

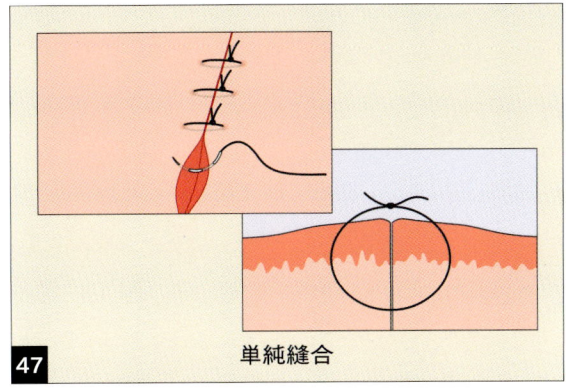
47 単純縫合

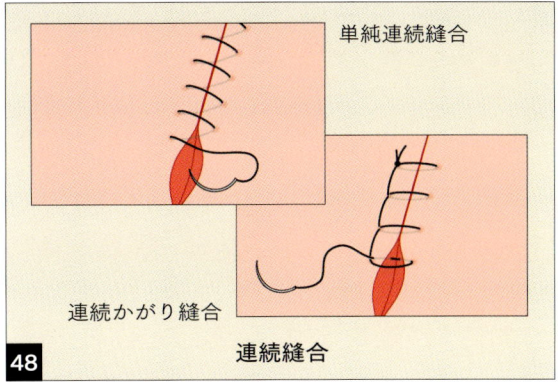
48 単純連続縫合 / 連続かがり縫合 / 連続縫合

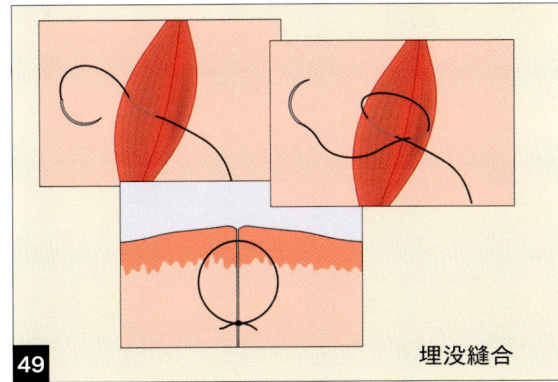
49 埋没縫合

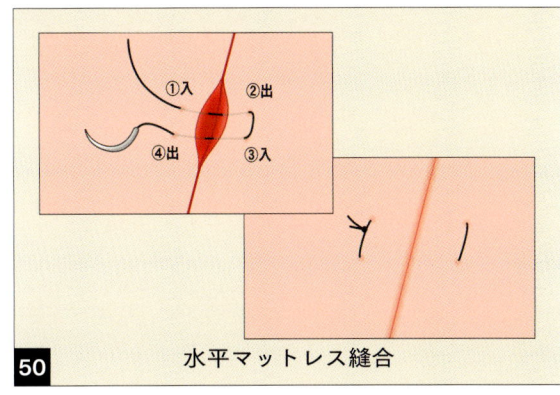
50 水平マットレス縫合

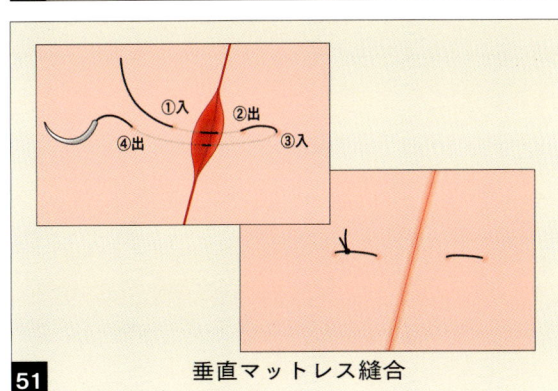
51 垂直マットレス縫合

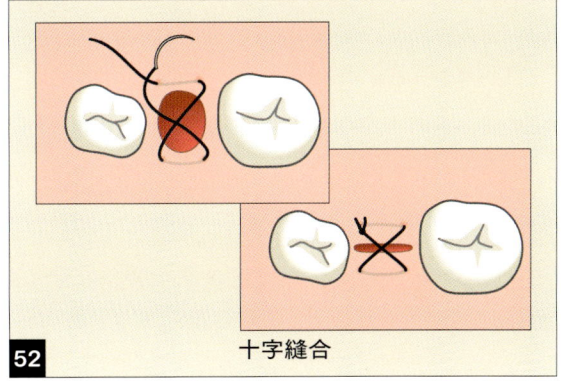
52 十字縫合

8）結紮法

① **女結び**（図53）：同じ結びを同じ手で2回繰り返す．すばやく結ぶことができるが，縦結びでほどけやすい欠点がある．

② **男結び**（図54）：2回目の結びが女結びと逆になる．

③ **外科結び**（図55）：最初に結ぶときに男結びを二重に行い，さらに男結びを加える．緩まないような結紮をするには，男結びや外科結びが有効．

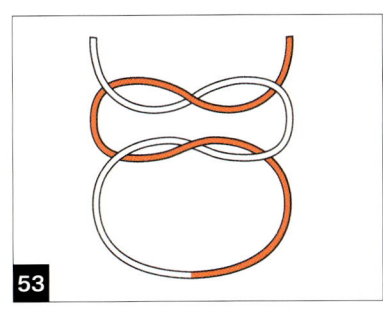
53

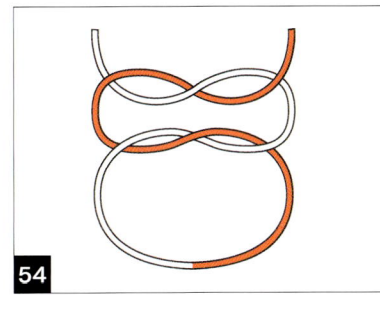
54

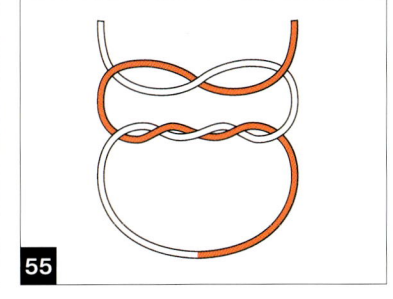
55

9）手縫い縫合の結び方

①**両手結び（図56）**：両手で糸を均等に締めることができるので,密接な縫合を行うときに適している．両手を動かすための空間と糸の長さが必要で，結ぶ動作が大きく，時間がかかるのが欠点．

②**片手結び（図57）**：両手結びに対して，一方の糸を持つ手はそのままなので，反対の手指だけで糸を結ぶため，すばやく，手を動かす空間も少なくてすむ．

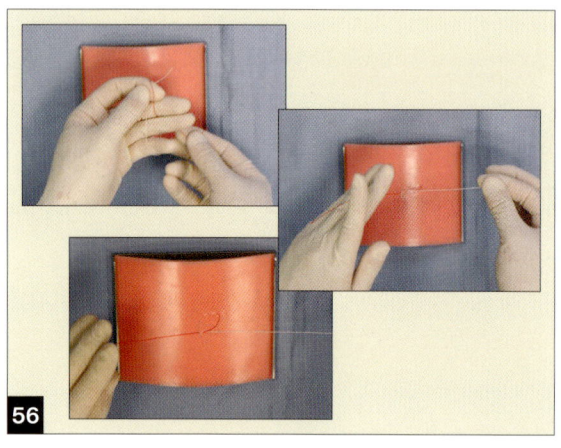
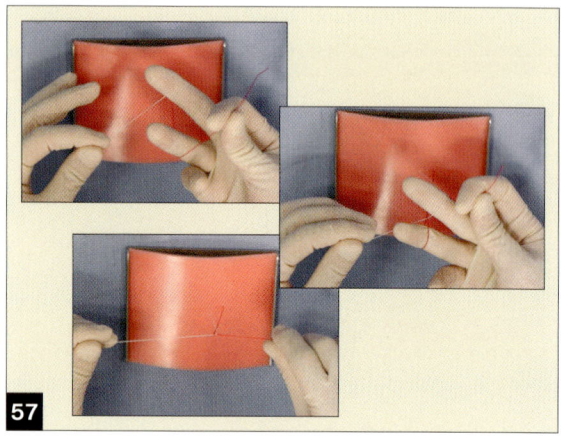

10）結紮の手順　器械縫合による外科結び

①まず可動弁から固定弁に向けて針を通す（図58）．

②つぎに通した針と糸を持針器でつまんで，男結びを二重に行い（図59），強く締める（図60）．この際，縫合位置は切創部上におかず，歯肉上にずらす（図61）．

③さらに，糸を結ぶときに反対方向に向きを変えると男結びができ（図62），外科結びが完成する（図63）．

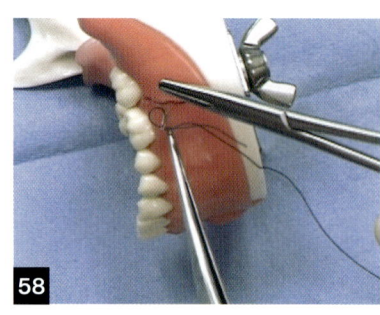
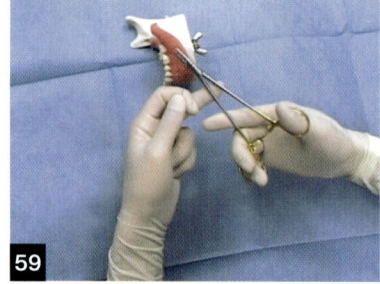
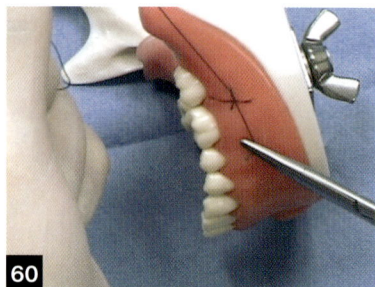
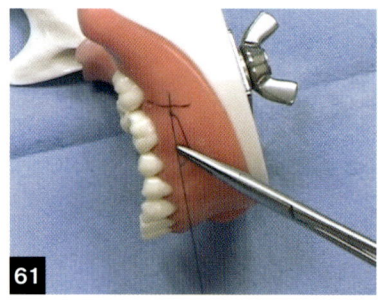
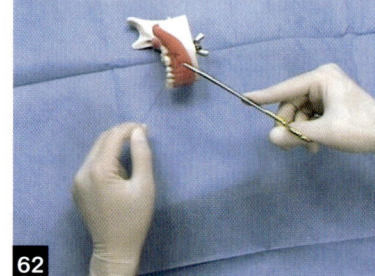
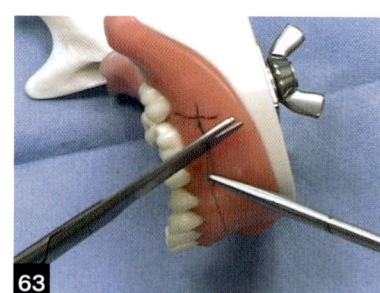

4　止　血

　縫合後に行う止血法には一時的止血法と永久的止血法がある．一時的止血法には，圧迫止血法と局所止血材による方法（図64）がある．永久的止血法は，今後，出血が起こらないために行う止血で，ほとんどの場合，血管等を処理することによって止血する（図65）．

1）局所止血材の種類（図64）

酸化セルロース	サージセル®（ジョンソン・エンド・ジョンソン）
ゼラチンスポンジ	スポンゼル®（アステラス製薬）ゼルフォーム®（ファイザー）
アテロコラーゲン	テルプラグ®（抜歯創用保護材）（オリンパス テルモ バイオマテリアル）
コラーゲン使用吸収性局所止血材	アビテン®（ゼリア新薬工業）

64

2）永久的止血法の種類（図65）

挫滅法
　骨面の出血点に止血ノミなどの器具を用いて圧挫し止血する
電気メス凝固
　電気メスで焼いて出血部位を焼灼し止血する
結紮止血
　血管を縛って止血する
縫合止血
　出血部周囲を縫合し止血する

65

3）歯科用電気メスによる止血操作

　歯科用電気メス（図66，67）による止血を行う場合，凝固と止血のモードセレクタースイッチで使用用途のチャンネルにあわせ，出力調整ダイヤルによって強さを設定し，使用する．

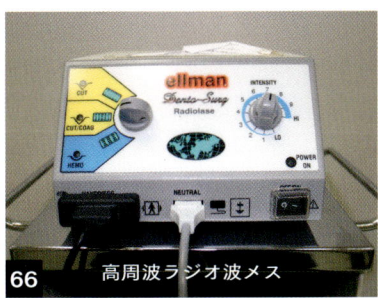
66　高周波ラジオ波メス

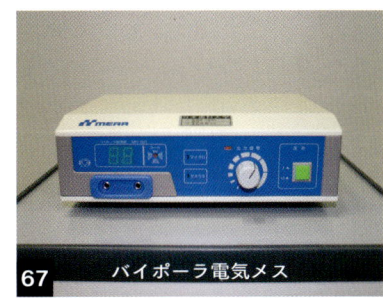
67　バイポーラ電気メス

4）レーザーによる止血操作

　レーザーメス（図68）の利点は切開と止血を同時に行えることと，非接触性に組織を加圧することなく切離したり止血したりするのが可能なことである．しかし欠点もあり，骨膜組織の切開，剥離では，骨組織に対して凝固した場合，骨壊死を生じたり，切開，焼灼時の悪臭がある．

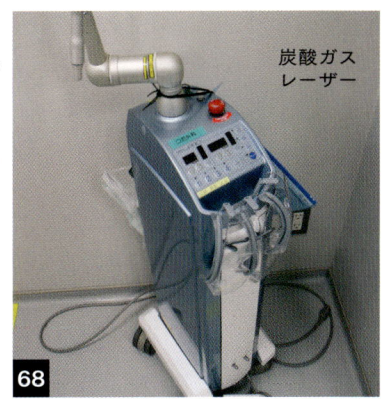
炭酸ガスレーザー
68

II 症例

症例1 ｜3 埋伏犬歯開窓手術（矯正治療中）
―切開・剥離の手順と手技―

①パノラマエックス線写真から，開窓しようとする｜3 が埋伏していることがわかる（図1）．

②切開は，No.15 のメスを用い，まず歯頸線に沿って歯周靱帯を切開していく．ゆっくりと力を加え歯周靱帯の切開を進めていくのがポイントである（図2）．

③つぎに開窓しようとする乳犬歯相当部を基底部として，この部分に縦切開を行う．メスを骨に達するように強く押し当てながら垂直に引いていく．同様に｜2 近心部もメスを押し当てながら，歯頸線を基底部にして垂直に下ろしていく（図3）．

④剥離は，歯頸線と垂直に切開を下ろしたコーナーの部分からゆっくりと進めて，すくい上げるようにしながら歯頸線に軽く押し当て，深部のほうにも進め，平均的に行う（図4）．

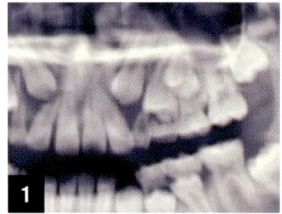
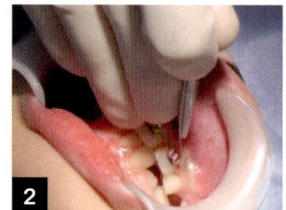
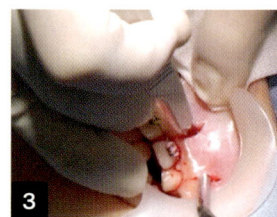
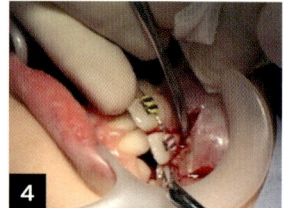

症例2 ｜1 抜歯即時インプラント埋入，GBR
―切開・剥離の手順と手技―

①抜歯と同時に即時インプラント，GBR（guided bone regeneration；骨誘導再生法）を計画していたので，切開範囲は若干広めに設定し，術野を明視できるようにする（図5）．

②歯周靱帯の切開後，メスの刃先や峰の尖端を用いて補助的な切開を加える．峰の尖端は刃がついていないので，新しく切創をつくることはなく，切開が不十分な骨膜だけが切離される（図6）．

③垂直に縦切開を施した後，剥離子を縦切開のコーナーのところに挿入しながら，徐々に深めに差し込み，少し歯頸線頂縁を浮かせながら，反対側の縦切開の部分も同じように行う（図7）．

④ワーファリン®継続中のため多少の出血はやむをえないが，歯肉粘膜骨膜弁を全層できちんと剥離翻転すると，術中出血に悩まされることは少なく，視野が十分にとれる（図8）．

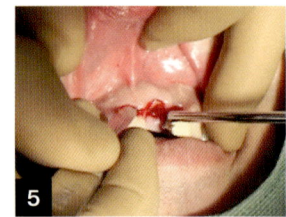
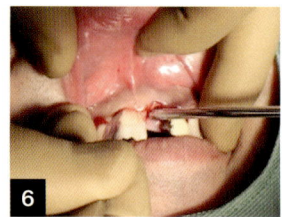
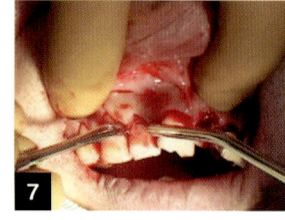
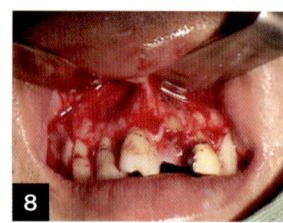

症例3　3−5 欠損インプラント埋入，GBR
—切開・剥離の手順と手技—

①ワーファリン®服用患者で出血傾向があるため，十分に浸潤麻酔を行う（図9）が，血圧上昇も出血の要因になるので，血圧のコントロールについても留意が必要である．

②切開は，|6 の近心部から歯槽頂縁部に沿って，メスをゆっくりと押し当てながら，歯肉骨膜を貫き骨に達する切開を加える（図10）．骨面にメスを押し当てながら，ゆっくりと歯槽頂縁上に引いて，さらに|2 の歯頸線に進めていく．

③症例2と同様に，メスの刃先や峰の尖端で切開不十分な骨膜を切離すると，歯肉骨膜弁の形成が確実になる（図11）．

④つぎに骨膜剥離子を用いて剥離していくと，全層弁で歯肉骨膜がきれいに剥離翻転できる（図12）．

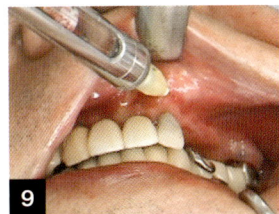 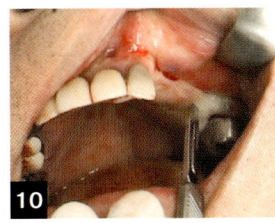 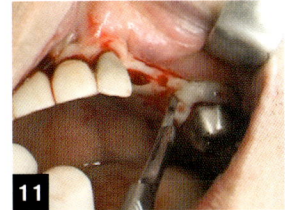 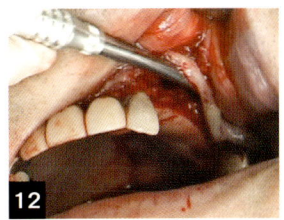

症例4　45| 抜歯即時インプラント埋入
—切開・剥離〜縫合の手順と手技—

①抜歯即時埋入のため，切開線は視野が十分明視できるように大きく設定する．|6 の遠心側付近から歯槽頂縁に沿って切開を加え，抜歯を行う 45| の位置で，歯頸線に沿って切開を行っていく（図13）．

②歯頸線切開は|3 まで延ばし，この部位で垂直に切開を加えて扇状の歯肉骨膜弁を設定する（図14）．骨膜切開が不十分であったので，メスの刃先や峰の尖端を使って再度切開を行う．

③剥離の操作は，歯頸線切開と垂直切開のコーナーの部分に剥離子を挿入し，つぎに歯槽頂縁部に沿って剥離子を差し込んでいき，徐々に剥がしていく（図15）．

④抜歯・インプラント埋入後，剥離翻転した歯肉骨膜弁を元の位置に戻し，十分に創部をあわせて縫合を行う．基本は歯頸部から縫合を行うが，自家骨，人工骨を被覆する関係から適合しやすい部位の縫合を行い，適宜，歯頸部を合わせて歯槽部に移る．この症例では，縦切開した部分から順次縫合を行っている（図16）．

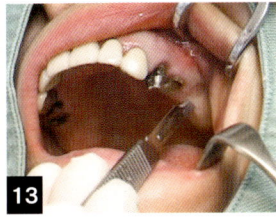 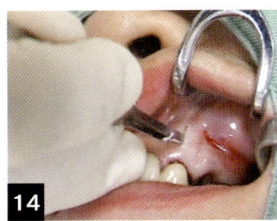 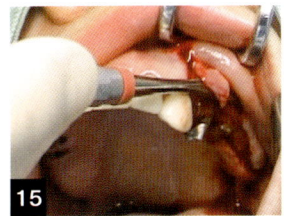 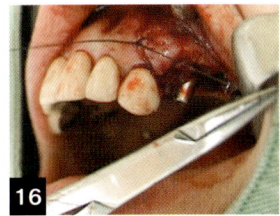

症例5　7｜抜歯即時インプラント埋入
―切開・剥離～縫合の手順と手技―

①切開・剥離を前述と同様の操作で行い，歯肉骨膜弁を全層弁で形成し，十分な視野を確保する（図17）．

②インプラント埋入後，全層弁で剥離翻転した歯肉骨膜弁を元の位置に戻す．このとき歯肉骨膜弁が歯頸部にぴったり合うようにガーゼで押さえつけ，歯肉骨膜弁を旧位の位置に密着させる（図18）．

③縫合は歯頸線切開部から行う．歯頸線切開部は直針を用い，頬側から舌側の歯肉を貫通させる．貫通させた針を歯間空隙を通過させ頬側に戻し，唇，頬舌的に歯肉を圧接する（図19）．

④続いて，インプラント植立部，さらに臼後部の順に縫合する（図20）．

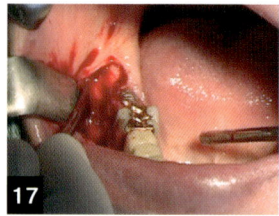 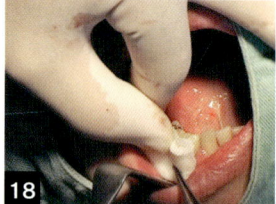 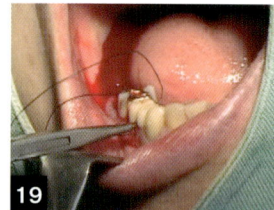 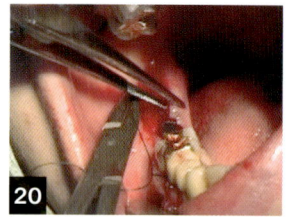

症例6　5－3｜欠損インプラント埋入，GBR
―切開・剥離の手順と手技―

①切開は 2｜の歯頸部からゆっくりと骨に達するように ｜6 までメスを進めていく（図21）．

②骨膜切開が不十分な場合，メスの刃先や峰の尖端，さらに骨膜剥離子で同様の操作を行ったのち，骨膜を剥離する（図22）．

③剥離は，切開断端のところから徐々に持ち上げるように剥離子を差し込み，剥離子を滑りこませて軽く持ち上げるようにして，歯肉骨膜弁を全層弁で形成する（図23）．

④インプラント埋入を行い，骨の少ない部分には人工骨を補填する（図24）．その上から，チタンメッシュを取り付け，GBR部をカバーする．

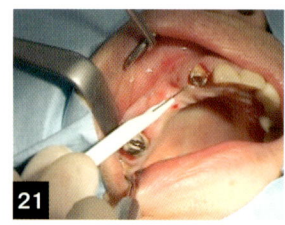 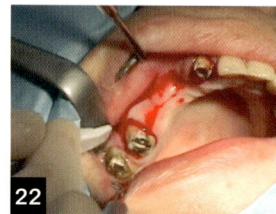 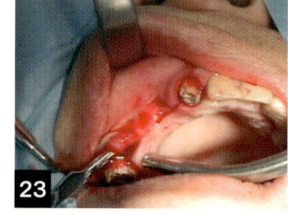 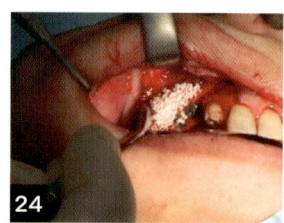

症例7　8 埋伏智歯抜歯
―切開・剥離〜縫合の手順と手技―

① 切開・剥離は，前述と同様の操作で行う．それでも遠心の一部に結合組織がへばりついて切開不十分な部分がある場合は，剪刀（ハサミ）を使うとよい．粘膜組織を緊張させて，剪刀の刃を当てると容易に切離される（図25）．

② 歯肉と骨膜を全層弁で剥離する．全層弁がきれいに形成できると，出血が少なく，広い範囲で術野が明示される（図26）．

③ 埋伏智歯抜歯後，生食水で洗い，剥離翻転した歯肉骨膜弁を元の位置に戻して，骨膜が骨に密接に接着するようにガーゼで圧接する（図27）．歯肉，粘膜，骨膜をぴったりと歯頸部に密着させた状態で縫合に移る．

④ 縫合は歯頸線切開部から直針を用いて唇，頬舌的に行う．抜歯部位は弱弯針を使い，遊離弁から針を入れ固定弁に通す（図28）．

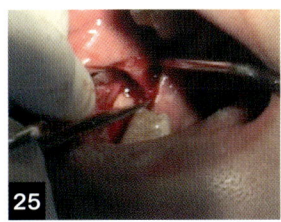
25
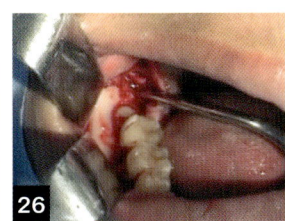
26
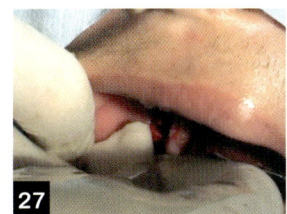
27
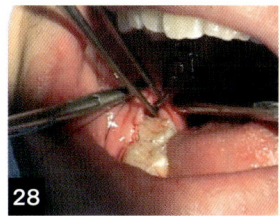
28

症例8　1 インプラント埋入・GBR後の二次手術
―切開・剥離〜縫合の手順と手技―

① No.15のメスを使い，2＋2の歯頸線切開，さらに2＋2歯頸部を底部にして両側の縦切開を行い，剥離子とメスを用いて，緊張させながら切開を進める（図29）．

② 二次手術は剥離が困難な場合が多い．この症例ではGBRにチタンメッシュを用いており，結合組織がメッシュを囲んで瘢痕癒着しているため，より剥離が困難になっている．切離面を上方へ押し上げ，そこに剪刀を当て切離しながらチタンプレートが装着されている断端まで進める（図30）．

③ 剪刀の先端を癒着部に押し当てる．癒着部をピンセットで持ち上げて緊張させ，剪刀の刃の部分で切離しながら切開を深部にまで進めていく（図31）．この方法によりチタンメッシュを取り巻く周囲の組織を大きく損傷させずに取り除くことができる．

④ チタンメッシュ除去後，歯頸線切開部の縫合は直針で行い，インプラント部分の縫合は弱弯のシルクの糸付き針で行っている（図32）．

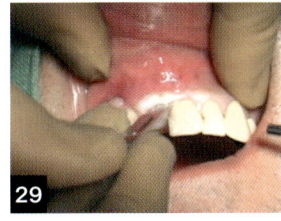
29
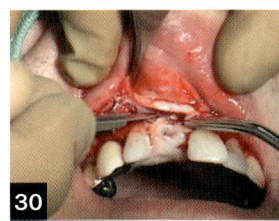
30
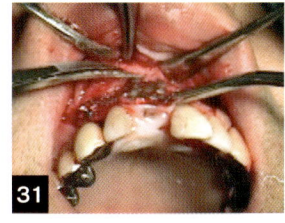
31
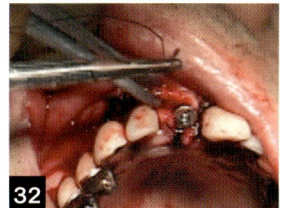
32

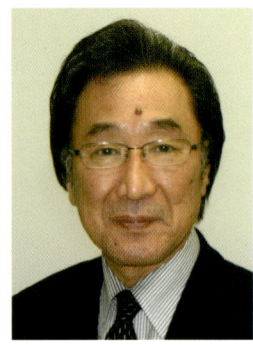

＜著者略歴＞

白川正順　（しらかわ　まさより）

1972 年　日本歯科大学歯学部卒業
1980 年　東京慈恵会医科大学学位授与 (医学博士)
1982 年　東京慈恵会医科大学歯科学教室講師
　　　　町田市民病院口腔外科医長 (併任，～ 1995 年)
1992 年　東京慈恵会医科大学歯科学教室助教授
1996 年　日本歯科大学歯学部口腔外科学教室第 1 講座教授
2008 年　日本歯科大学附属病院口腔外科教授

＜主な所属学会＞
一般社団法人日本有病者歯科医療学会 (理事長, 指導医, 認定医), 公益社団法人日本口腔外科学会 (名誉会員, 指導医, 専門医), 公益社団法人日本口腔インプラント学会 (指導医), 一般社団法人日本顎関節学会 (指導医, 専門医), 特定非営利活動法人日本口腔科学会 (評議員), 公益社団法人日本顎顔面インプラント学会 (評議員, 指導医, 専門医), 日本頭頸部癌学会 (暫定指導医), 一般社団法人日本先進インプラント医療学会 (理事長, 指導医, 専門医), 日本メタルフリー歯科臨床学会 (常任理事, 指導医, 専門医)

＜主な著書＞
『有病者歯科診療』医歯薬出版　2000 年 (編集)
『有病者歯科治療ハンドブック』クインテッセンス出版　2001 年 (監修代表)
『口腔外科学リファレンスマニュアル』ゼニス出版　2005 年 (共著)
『ピンポイントで読むチームのための有病者歯科医療』クインテッセンス出版　2008 年 (監著)
『臨床家のための歯科小手術ベーシック』医歯薬出版　2010 年 (監修)

DVDジャーナル
失敗しない 切開・剥離・縫合のテクニック
－抜歯・インプラントに役立つベーシック－

2013年 4 月10日　第 1 版第 1 刷発行

著　　　者　　白川　正順

発　行　人　　佐々木　一高

発　行　所　　クインテッセンス出版株式会社
　　　　　　　東京都文京区本郷3丁目2番6号　〒113-0033
　　　　　　　クイントハウスビル　電話（03）5842-2270（代表）
　　　　　　　　　　　　　　　　（03）5842-2272（営業部）
　　　　　　　　　　　　　　　　（03）5842-2279（書籍編集部）
　　　　　　　web page address　http://www.quint-j.co.jp/

印刷・製本　　大日本印刷株式会社

　ⓒ2013　クインテッセンス出版株式会社　　禁無断転載・複写
　Printed in Japan　　　　　　　　落丁本・乱丁本はお取り替えします
　　　　　　　　　　　　　　ISBN978-4-7812-0306-5　C3047
　定価はケースに表示してあります

クインテッセンス出版の書籍・雑誌は、歯学書専用通販サイト『歯学書.COM』にてご購入いただけます。

PC からのアクセスは…
歯学書　検索

携帯電話からのアクセスは…
QR コードからモバイルサイトへ